STATION THERMALE

DE

PRÉCHACQ-LES-BAINS

LANDES

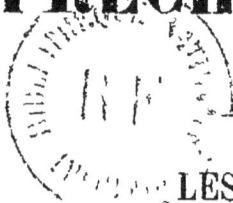

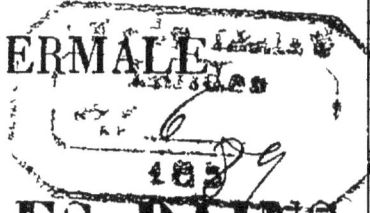

LES EAUX — LES BOUES

INDICATIONS THÉRAPEUTIQUES

LES ÉTABLISSEMENTS

PAR

Le Docteur A. DARROZE

MÉDECIN, DIRECTEUR DE LA STATION

MONT-DE-MARSAN

Imprimerie L. Leclercq, rue de l'Hôpital n° 11

STATION THERMALE
DE
PRÉCHACQ-LES-BAINS

HISTORIQUE

Tout comme celles de Dax, les eaux thermales de Préchacq étaient connues des Romains, et depuis plusieurs siècles elles sont surtout fréquentées par les habitants des Landes et des départements limitrophes.

Jusqu'au commencement du xviiie siècle, les bains consistaient en de grands trous remplis d'eau bourbeuse et faisaient partie des dépendances du château de Poyanne, dont le propriétaire fit construire le premier établissement. Cet immeuble fut acquis en 1780 par la famille Charros de Béthume. Confisqué au profit de la nation le 12 messidor an ii de la République, il devint, dans le courant de la même année, la propriété de la commune de Préchacq, qui, le 25 fructidor, le vendit à la famille Maisonnave pour 13,400 livres. Depuis il est resté la propriété de cette famille, qui l'a vendu au commencement de l'année 1885.

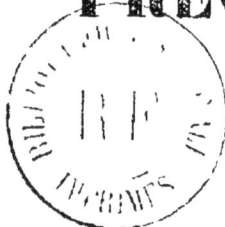

LES EAUX.

Les Eaux minéro-hyperthermales de Préchacq appartiennent au groupe des eaux sulfatées mixtes (sulfatées calciques et chlorurées sodiques)

Elles sont limpides, transparentes, dépourvues d'odeur et de saveur, dégagent de l'azote, de l'acide carbonique et de l'oxygène en quantité appréciable.

Leur température est de 55° centigrades, leurs réservoirs naturels sont remplis de conferves verdâtres, qui forment le limon végétal, et de pellicules, qui sont un mélange de matière organique et de matière minéralisée.

Les sources thermales de Préchacq sont nombreuses; la plus importante fournit un débit de 90,000 litres par jour.

ANALYSE.

La dernière analyse des eaux et des boues de Préchacq a été faite avec le plus grand soin par M. LANDRY, lauréat de l'Ecole de Médecine et de Pharmacie de Bordeaux. Voici le résultat de son travail pour les eaux hyperthermales.

Eau — 1000 — Densité — 1,0019

Carbonate de chaux...........	0,0801
— de magnésie......	0,0237
— de fer............	0,0017
— de manganèse.....	traces
— de lithine.........	traces
Sulfate de soude............	0,1170
— de magnésie........	0,0922
— de chaux.............	0,4104
Chlorure de sodium..........	0,2660
— de magnésium.....	0,0092
Silice......................	0,0281
Phosphate de chaux.........	traces
Iode.......................	traces
Brome.....................	traces
Matières organiques (Barégine)	traces
	1,0284

LES BOUES.

Les boues de Préchacq, composées en grande partie de sable, d'argile, de matière organique, de sels de chaux et de fer, de chlorure de sodium, ont joui de tout temps d'une réputation justement méritée.

Elles sont autrement actives que les eaux thermales et leur vertu est des plus tonique, tout en étant très-sédative. Dans la notice sur Poyanne, on trouve l'avis suivant, imprimé et publié en 1781, au sujet des Eaux et des Boues de Préchacq.

« Ces Eaux sont très pénétrantes et ont un
» principe volatil qu'on ne peut définir, parce
» qu'on ne peut le retenir, ni l'analyser et qu'on
» ne le connaît que par les effets. Elles contiennent
» une petite quantité de sel marin et de sel de
» glauber et une terre calcaire très déliée. Elles
» excitent des sueurs abondantes, sans agiter,
» sans fatiguer, sans échauffer sensiblement. Par
» là, elles sont très efficaces contre la plupart
» des douleurs de rhumatisme ; contre les trem-
» blements que produit l'affaiblissement des nerfs,
» causé par une demi-paralysie ; contre les en-
» gourdissements, les paralysies générales ou par-
» ticulières ; contre les tumeurs indolentes, les
» emphysèmes, les enflures œdémateuses, les
» foulures, etc., etc.

» Les Boues thermales qu'on trouve aussi à
» Préchacq sont plus efficaces que les Bains dans

» plusieurs cas. L'espèce de fermentation qu'é-
» prouvent les Eaux par leur mélange avec le
» limon qu'elles contiennent développe en elles
» un principe plus pénétrant, plus actif; aussi
» voit-on souvent que les Boues achèvent des
» cures que les Bains laissent incomplètes »

ANALYSE DES BOUES.

Cent grammes de boues évaporées à 110° donnent :

Eau............................	50gr50
Carbonate de potasse............	traces
— de soude...........	traces
— de chaux..........	4, 84
— de lithine...........	traces
Sulfate de potasse............	traces
— de soude............	traces
— de chaux............	0, 62
Phosphates divers	traces
Chlorure de sodium..........	1, 82
Bromure de calcium	traces
Iodure de calcium...........	traces
Fluorure de calcium.........	traces
Sulfure de calcium...........	0, 58
Sulfure de fer..............	1, 10
Silice......................	10, 44
Silicate d'alumine...........	17, 70
Matières organiques...........	12, 60
Pertes.....................	0, 10
	100gr00

ACTION DES EAUX ET DES BOUES DE PRÉCHACQ.

Depuis longtemps un grand nombre de spécialistes du corps médical thermal se sont prononcés avec une grande autorité sur les qualités exceptionnelles des Eaux et des Boues de Préchacq ; mais il n'est pas besoin de remonter bien loin pour établir leurs vertus. Elles sont affirmées chaque année par les cures merveilleuses qu'on obtient et l'affluence toujours croissante des malades dans cette station.

Les Eaux thermales sont administrées :

1° A l'intérieur, en boissons ;

2° A l'extérieur, en bains généraux et locaux, en douches, à l'état de vapeurs naturelles, en applications générales et locales.

Prises à l'intérieur et à faible dose, elles éveillent et augmentent l'appétit, facilitent la digestion et sont diurétiques, tandis qu'à dose plus élevée, elles sont su'orifiques et laxatives, sans jamais devenir trop excitantes. Par leur action diurétique, elles agissent sur les voies urinaires, augmentent, modifient la sécrétion et produisent d'excellents résultats dans la gravelle, les coliques néphrétiques, les catarrhes de la vessie. Par suite de leur action spéciale sur la circulation, elles possèdent une influence très-marquée sur l'utérus et la menstruation.

Utilisées à l'extérieur en bains et en douches, les Eaux produisent des effets, qui varient d'après leur température et leur durée d'application. En effet, tandis qu'elles sont sedatives dans un bain de 33 à 36 degrés, elles deviennent résolutives et révulsives à une température plus élevée.

Les Boues végéto-minérales de Préchacq, directement chauffées par les Eaux, sont utilisées en applications générales et en applications locales. Comme nous l'avons déjà dit, leur action est beaucoup plus énergique que celle des Eaux ; elle est due en grande partie à leur composition, à la matière organique, aux sels de chaux et de fer, au chlorure de sodium qu'elles renferment, à leur hyperthermalité, à la tension électrique qui se développe en elles.

Dans les applications, soit générales, soit locales, elles élèvent la température du corps, accélèrent la circulation sans produire trop d'excitation, grâce à la vapeur chaude qui, se dégageant du bain, éta-

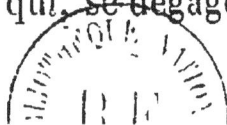

blit l'équilibre entre la température intérieure du corps et sa température extérieure ; elles produisent une sudation abondante, qui peut toujours être réglée, soit par le degré de température du bain, soit par sa durée, sudation bientôt suivie d'une excitation générale dont les effets se font bien vite sentir. Au bout de quelques jours de traitement, les malades éprouvent une sensation de bien-être général caractérisé par une augmentation des forces et de l'appétit et par le jeu régulier de l'organisme.

USAGES THÉRAPEUTIQUES DES EAUX ET DES BOUES

Le caractéristique des Eaux et des Boues de Préchacq est leur efficacité traditionnelle contre le rhumatisme, sous toutes ses formes et toutes ses manifestations ; articulaire, musculaire, nerveux et viscéral. Grâce à leur minéralisation et leur thermalité, elles sont appelées tous les jours à guérir des malades qui se sont vainement adressés à d'autres eaux.

Les arthrites anciennes, l'hydarthrose, les entorses sont également tributaires des Eaux et des Boues de Préchacq. Il en est de même de la goutte chronique, des ankyloses incomplètes, des tumeurs blanches, de tous les engorgements chroniques des surfaces articulaires, des blessures et des plaies par coups de feu, des ulcères phagédéniques.

Par la sédation tonique qu'elles produisent, les Eaux et les Boues sont indiquées pour le traitement des névroses, des névralgies externes et internes, des maladies des femmes. Elles produisent d'excellents effets dans les affections des voies génito-urinaires, les dermatoses, les différentes formes de paralysies, et leur action tonique et reconstituante rend leur usage très-précieux pour le traitement de la chlorose, de l'anémie et de la scrofule.

La durée moyenne du traitement est de dix-huit à vingt jours, et si les effets des bains ne sont pas toujours aussi efficaces qu'on serait en droit de l'espérer dans certaines maladies, cela tient, à ce que l'usage des Eaux et des Boues est souvent trop court et parfois trop tardif.

EAU SULFUREUSE FROIDE.

A deux cents mètres de la station thermale, sur la bordure du chemin vicinal qui conduit à l'Etablissement, il existe une source d'eau sulfureuse, qui a une température de 12°. Elle contient de l'acide sulfhydrique, du sulfure de calcium, des chlorures, des carbonates, des phosphates, des sulfates. L'association de l'élément ferrugineux à l'élément salin lui donne des qualités remarquablement toniques et reconstituantes.

La valeur de cette eau est de premier ordre : utilisée en boisson, elle devient un agent thérapeutique des plus sûr. Elle possède des propriétés digestives et laxatives, dont les effets physiologiques sont constants dans les nombreuses affections gastro-intestinales

Tout comme les Eaux sulfureuses de Cauterets, des Eaux-Bonnes et de Bagnères, elle est efficace dans les maladies de l'appareil respiratoire, telles que laryngites, bronchites, asthme, tuberculoses-pulmonaires, les nombreuses affections de la peau, la pellagre et l'impadulisme. Elle doit toujours être prise avec précaution ; on débute généralement par un demi-verre le matin, un demi-verre le soir. pour ne jamais dépasser quatre à cinq verres par jour.

ANALYSE DE L'EAU SULFUREUSE

SOURCE SAINT-JEAN.

Température.	12°
Densité.	1,0019
Pour eau.	1,000
Acîde sulfhydrique.	0,0377
Sulfure de calcium.	0,0638
Carbonate de chaux.	0,0218
— de magnésie.	0,0124
— de fer.	0,0014
— de manganèse. . . .	traces
Chlorure de sodium.	0,2472
— de magnésie.	0,0064
— de lithine.	traces
Phosphate de chaux.	traces
Iode.	traces
Brome.	traces
Sulfate de soude.	0,0820
— de chaux.	0,3704
— de magnésie.	0,0078
Matières organiques (Barégine)	traces
	0,8222

Comme on le voit par cette analyse, cette source est remarquable par son degré de sulfuration et la richesse de sa minéralisation. Elle est appelée à rendre les plus grands services dans les nombreuses affections tributaires des Eaux sulfureuses. Sa température et sa composition la rendent inaltérable et tout à fait propre à l'exportation.

ETABLISSEMENTS.

La station thermale de Préchacq est située à huit kilomètres de Laluque (ligne de Bordeaux à Bayonne) dans le canton de Montfort (Landes) au milieu d'une magnifique forêt de chènes, qui la met à l'abri des vents et des variations de l'atmosphère.

Le climat y est doux, surtout au printemps et à l'automne. La chaleur de l'été est toujours tempérée par la fraîcheur due aux arbres séculaires qui l'entourent et au voisinage des rives de l'Adour.

La station possède deux grands Etablissements : L'ancien, nouvellement restauré, comprend deux grandes piscines avec douches et de nombreuses chambres pour ménage. La modicité des prix dans cet établissement permet à tous les malades de pouvoir y suivre avantageusement un traitement hydrothérapique.

Le nouvel Etablissement, situé à l'ouest de l'ancien, est construit sous forme d'un grand chalet. Il se compose de trois corps de bâtiment reliés entre eux. Sa façade principale, tournée vers le sud-est, possède au rez-de-chaussée et au premier étage une galerie-promenoir.

Le plus grand confortable existe dans cet Etablissement récemment terminé, dont l'installation balnéaire comprend :

Douze baignoires en marbre ;

Une grande salle hydrothérapique avec un jeu de grandes douches, qui peuvent être à volonté chaudes, froides ou écossaises ; de chaque côté de la salle deux déshabilloirs isolés :

Deux piscines à boues avec appareils de douches en jet et en arrosoirs :

Des étuves :

Une cabine pour bain de siège hydrothérapique avec douches ascendantes, périnéales, vaginales ;

Une salle avec appareil de pulvérisation et d'inhalation :

Une buvette d'eau chaude ;

Une buvette d'eau sulfureuse ;

Un cabinet d'applications électriques.

Il existe dans le corps du vieil Etablissement une petite Chapelle où le Service Religieux est assuré durant toute la saison.

L'enclos, transformé en un magnifique parc anglais, a une superficie de deux hectares ; il est entouré d'une terrasse de 2^m 50 de hauteur, qui le met à l'abri des crues de l'Adour et sert de promenade des plus agréables aux baigneurs. Les plus valides peuvent jouir, à proximité de l'Etablissement, des plaisirs de la chasse et de ceux de la pêche. En outre des distractions variées que la nouvelle direction procurera aux malades, les baigneurs et les touristes trouveront dans les environs de charmantes promenades.

Pontonx-sur-l'Adour, à deux kilomètres de la station, village des plus coquet possédant une magnifique Eglise nouvellement construite.

Montfort à 7 kilomètres, Mugron à 12 kilomètres, chefs-lieux de cantons, situés au cœur de la Chalosse, un des plus beaux pays de France, remarquable par ses sites et sa végétation luxuriante. Poyanne à huit kilomètres, magnifique château qui reçut plusieurs fois la visite d'Henri IV.

La station thermale de Préchacq est ouverte toute l'année.

Nous espérons que nos confrères, médecins et chirurgiens, voudront bien s'intéresser à cette station et y adresser ceux de leurs malades, dont les affections sont justiciables de ces Eaux et de ces Boues véritablement naturelles et puissantes.

TARIF DES PRIX DU NOUVEL ETABLISSEMENT.

1re Classe. . . . . 7 francs
2e — . . . . . 5 francs } par jour.

Dans ces Prix sont compris, le logement, le linge, la table d'hôte avec le vin, le service médical, le traitement balnéaire.

SERVICE A LA CARTE.

Prix des Eaux sulfureuses, rendues franco, en gare de Laluque, par caisses de 12, de 24 bouteilles, 0 fr. 50 c. le litre ; 0 fr 40 c. le demi-litre

Du 1er juillet au 1er octobre, il sera établi,

matin et soir à l'arrivée de chaque train, un service d'omnibus de la gare de Laluque à la station thermale. Du 1er octobre à la fin de juin, le service n'aura lieu que le matin. Pour les trains du soir, un omnibus est à la disposition des baigneurs pour aller les prendre à la gare de Laluque ; il suffit d'informer le Directeur, 24 heures à l'avance, de l'heure de l'arrivée en gare.

Tarif des places, 1 fr. par personne.

Pour tous les renseignements, écrire au Médecin-Directeur de l'Etablissement thermal de Préchacq-les-Bains (Landes).

Adresser les télégrammes, bureau-restant (Pontonx sur-l'Adour).

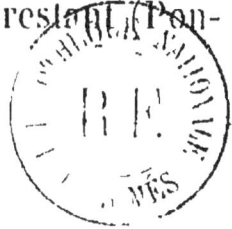

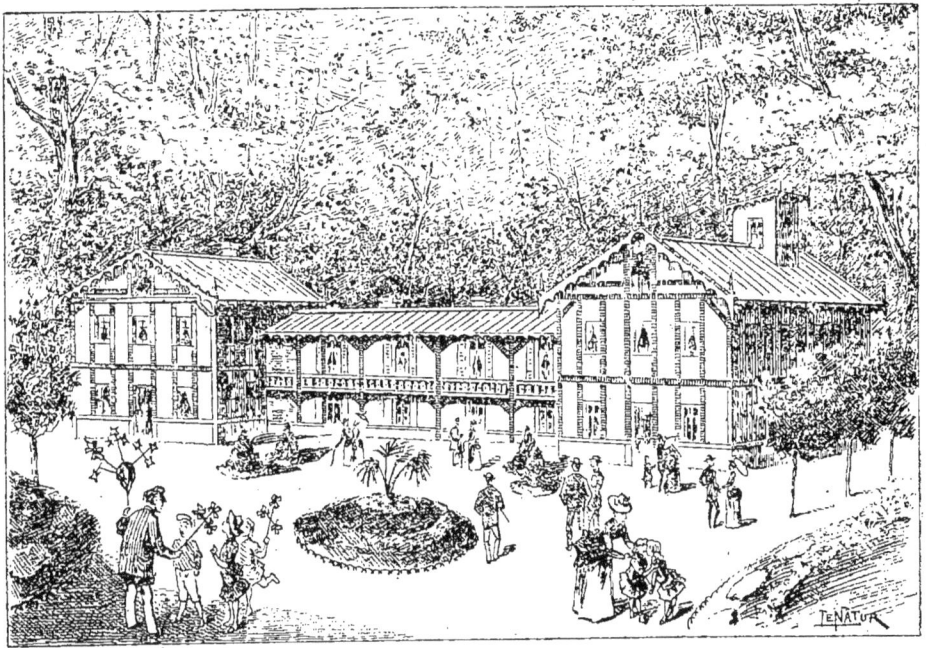

NOUVEL ÉTABLISSEMENT THERMAL.